SUR GRIN VOS CONNAISSANCES
SE FONT PAYER

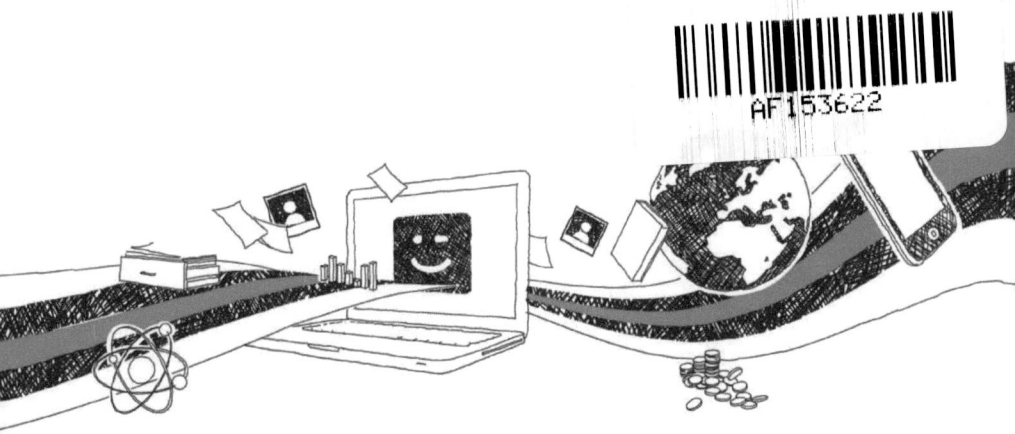
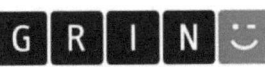

Déterminants de la non acceptabilité de la vaccination contre la Covid-19 à Kamina

François Kalenga Luhembwe
Patrice Nsenga Kimankinda
Clarisse Kasongo Meta
Patient Kulukulu Kumwimba

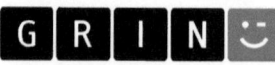

Bibliographic information published by the German National Library:

The German National Library lists this publication in the National Bibliography; detailed bibliographic data are available on the Internet at http://dnb.dnb.de.

ISBN: 9783346810410
This book is also available as an ebook.

© GRIN Publishing GmbH
Nymphenburger Straße 86
80636 München

Print and binding: Books on Demand GmbH, Norderstedt, Germany
Printed on acid-free paper from responsible sources.

The present work has been carefully prepared. Nevertheless, authors and publishers do not incur liability for the correctness of information, notes, links and advice as well as any printing errors.

GRIN web shop: https://www.grin.com/document/1324780

Déterminants de la non acceptabilité de la vaccination contre la Covid-19 à Kamina.
Auteur: François KALENGA LUHEMBWE, Patrice NSENGA KIMANKINDA, Clarisse KASONGO META, Patient KULUKULU KUMWIMBA.

RESUME

Introduction : La connaissance des raisons de la non acceptabilité de la vaccination contre la COVID-19 nous a permis d'explorer des pistes de solution afin d'orienter les initiatives de promotion de la vaccination. C'est dans ce contexte que s'est inscrit le choix de ce sujet portant sur les déterminants de la non acceptabilité de la vaccination contre la COVID-19 dans notre milieu.

Méthodologie : Pour collecter les données, nous nous sommes servies de la technique d'entretien secondé par un questionnaire électronique paramétré sur l'outil Open Data Kit (ODK).

Résultats : La fréquence de la non acceptabilité du vaccin contre la COVID-19 dans la ville de Kamina est de 75,1%. Les différents déterminants de la non acceptabilité étaient la non instruction de l'enquêté (ORa=2,576; [1,008-6,585] Pa=0,04) ; l'âge compris entre 18 et 49 ans (ORa=6,478 ; [2,838-14,791] Pa=0,00) ; la résidence dans un milieu urbano-rural (ORa=82,042 ; [31,167-215,962] Pa=0,00) ainsi que la non recommandation du médecin sur l'acceptabilité (ORa=5,023 ; [1,966-12,835] Pa=0,00).

Conclusion : cette étude vient de mettre en évidence que la vaccination contre la Covid-19 demeure un sérieux problème en RDC nécessitant l'élaboration de stratégies adaptées pour répondre aux préoccupations identifiées dans l'étude afin de réduire l'hésitation à la vaccination.

Mots clés : déterminants, acceptabilité, vaccination, COVID-19

Table des matières

I. INTRODUCTION 3

1.1.   Objectifs de l'étude 5

1.1.1.   Objectif général 5

1.1.2.   Objectifs spécifiques 5

II. MATÉRIEL ET METHODES 5

II.1. CADRE D'ÉTUDES 5

II.2. Type d'étude 5

II.3. Population d'étude 6

II.4. Taille de l'échantillon 6

II.5. Technique d'échantillonnage 6

II.6. Outils et technique de collecte des données 7

II.7. Analyses statistiques 7

II.8. Critères de sélection 7

II.9. Variables retenues 8

II.10. Considérations éthiques 9

II.11. Limites de l'étude 9

III. RESULTATS 9

IV. DISCUSSION DES RESULTATS 19

RÉFÉRENCES 23

I. INTRODUCTION

La vaccination est reconnue comme l'une des interventions de santé publique les plus efficaces et les plus économiques. Elle a permis notamment l'éradication de la variole, la baisse de l'incidence mondiale de la poliomyélite de plus de 99%, celle du tétanos néonatal de 94%, et un recul spectaculaire de la morbidité, des invalidités et de la mortalité dues aux maladies infectieuses (OMS, 2016). Le progrès de la vaccination permet ainsi de prévenir environ 2,5 millions des décès chaque année, et d'assurer aux enfants vaccinés des bonnes conditions de croissance. De ce fait, l'accès à la vaccination constitue une composante essentielle du droit humain à la santé et une responsabilité des individus, des communautés et des gouvernements (OMS, 2021).

L'immunisation au moyen d'un vaccin sûr et efficace permettrait de contenir et de contrôler la maladie plus rapidement, en plus de réduire la morbidité et la mortalité, comme ce fut le cas pour d'autres maladies évitables par la vaccination depuis plus de 50 ans (Benefits of immunization, 2020). Les efforts consacrés à la mise au point de vaccins anti-SRAS-CoV-2 à l'échelle mondiale progressent à une vitesse sans précédent et les gouvernements sont appelés à revoir la réglementation afin d'assurer à la population un accès rapide à des vaccins efficaces et sans danger (Drugs, 2020).

Selon les experts, 80 à 90 % de la population doit se faire vacciner contre la COVID-19 pour endiguer la pandémie. Néanmoins, les enquêtes qui émergent de divers contextes indiquent une hésitation généralisée à l'égard des vaccins contre la COVID-19, avec d'importantes différences entre les pays et à l'intérieur de ceux-ci (Lazarus, J. 2020). Des études récentes menées dans 19 pays ont révélé que la proportion de personnes déclarant accepter un « vaccin éprouvé, sûr et efficace » variait d'environ 90 % en Chine contre 55 % en Russie (Roozenbeek, J., 2019). Une autre étude a révélé que 36 % et 51 % des personnes interrogées au Royaume-Uni et aux États-Unis respectivement avaient indiqué être « indécises » ou «peu susceptibles de se faire vacciner » (The Royal Society et al., 2020).

En Europe, la vaccination patine, les campagnes de vaccination de rappel contre la Covid-19 sont en berne. La confiance dans les vaccins a baissé pour retrouver son niveau d'avant pandémie. Seulement 29 % des personnes éligibles (plus de 60 ans, immunodéprimés, porteurs de maladies chroniques) ont reçu un second rappel. Il est crucial que les personnes vulnérables se fassent vacciner dans les semaines à venir (Marco Cavaleri, 2022).

En Afrique, bien que l'approvisionnement en vaccins contre la COVID-19 ait considérablement augmenté, le continent peine encore à étendre le déploiement de la vaccination, avec seulement 11 % de la population entièrement vaccinée. Le taux de vaccination doit être multiplié par six pour que le continent atteigne l'objectif de 70 % de couverture vaccinale fixé pour la fin du premier semestre de l'année 2022 (OMS, 2022).

Actuellement, six millions de personnes sont vaccinées en moyenne chaque semaine en Afrique. Il faut passer à 36 millions de personnes vaccinées par semaine pour atteindre l'objectif de 70 % de couverture vaccinale, tel que convenu au niveau mondial. S'il est vrai que Maurice et les Seychelles ont déjà atteint l'objectif de 70 % et que sept pays africains ont réussi à vacciner 40 % de leur population, les taux de vaccination restent faibles sur le continent. Vingt et un pays ont entièrement vacciné moins de 10 % de leur population, alors que 16 pays ont vacciné moins de 5 % de leur population, et trois pays ont entièrement vacciné moins de 2 % de leur population (OMS, 2022).

La République du Congo a lancé la campagne de vaccination contre le COVID-19 le 25 mars 2021, avec l'intention de vacciner 60% de la population en utilisant tous les vaccins disponibles (Sinopharm, Spoutnik V, Spoutnik Light, Johnson and Johnson, et Pfizer). Pour booster le taux de vaccination, le 18 octobre 2021, le Gouvernement a lancé une opération spéciale intitulée « Opération Coup de Point » (OCP) qui visait à vacciner 750 000 personnes supplémentaires (à partir de 15 ans) en 45 jours (soit 13 % de la population ciblée) Au 25 avril 2022, 11,28 % de la population était entièrement vaccinée (Mervy EV et al, 2022). Face à cette situation, nous nous préoccupons de savoir :

- Quel est le taux de la non acceptabilité du vaccin contre la Covid-19 dans la ville de Kamina ?
- Quels sont les déterminants de la non acceptabilité du vaccin contre la Covid-19 dans la ville de Kamina ?

1.1. Objectifs de l'étude

1.1.1. Objectif général

L'objectif général de cette étude est d'identifier les déterminants de la non acceptabilité du vaccin contre la Covid-19 dans la ville de Kamina afin de contribuer à l'amélioration de la santé de la population congolaise en général et celle de Kamina en particulier.

1.1.2. Objectifs spécifiques

- Déterminer le taux de la non acceptabilité du vaccin contre la Covid-19 dans la ville de Kamina ;
- Identifier les facteurs pouvant être associés à la non acceptabilité du vaccin contre la Covid-19.

II. MATÉRIEL ET METHODES

II.1. CADRE D'ÉTUDES

Notre étude a été effectuée dans la zone de santé de Kamina se trouvant dans la Province du Haut-Lomami. La zone de santé de Kamina est de nature urbano-rurale, de ce fait, elle englobe 24 Aires de santé ; son Bureau Central se situe au n° 10 de l'avenue Luputa. Elle s'étend sur une superficie de 10205 km². La zone de santé de Kamina compte 325882 habitants répartis dans les 24 Aires sanitaires ; couvertes toutes d'un centre de santé. La population a comme occupations principales, l'agriculture et le petit commerce. Les principales productions agricoles sont : Maïs, haricot, patate douce, arachide.

II.2. Type d'étude

Il s'agit d'une étude transversale analytique portant sur les déterminants de la non acceptabilité de la vaccination contre la Covid-19 par la population de Kamina pendant une période allant du 05 Septembre 2022 au 05 Janvier 2023.

II.3. Population d'étude

Les unités statistiques étaient les ménages et les unités répondantes étaient constituées des personnes âgées de 18 ans et plus habitant dans l'un de ménages des aires de santé sélectionnées.

II.4. Taille de l'échantillon

Pour calculer la taille de l'échantillon, la formule suivante a été utilisée : $n \geq \frac{z\alpha^2 pq}{d^2}$

Pour ce travail, l'intervalle de confiance était fixé à 95% équivalant à $Z\alpha = 1{,}96$; le taux de non acceptabilité du vaccin contre la Covid-19 n'étant pas connu, nous avons pris 50% (0,50) et nous avons consentis une marge d'erreur d=5% (0,05). Ainsi la taille de l'échantillon calculée a été de $n \geq \frac{(1,96)^2 X 0,50 X 0,5}{(0,05)^2} = \frac{3,84 X 0,50 X 0,5}{0,0025} = 384$ personnes

Pour éviter les non-réponses, nous avons ajouté la marge d'erreur de 10%. Comme 10% de 384=38, notre échantillon calculé a été de 384+38=422 personnes.

II.5. Technique d'échantillonnage

Nous avons utilisé la méthode d'échantillonnage probabiliste à plusieurs degrés.

- Au premier degré, 14 aires de santé de la ville de Kamina ont été sélectionnées par un choix raisonné et par sondage aléatoire simple.
- Au deuxième degré, en tenant compte du poids démographique de chaque AS, l'effectif des ménages à retenir pour chaque AS a été déterminé par sondage strantifié sur base de la formule $n' = \frac{N' \times n}{N}$ avec n' = Effectif de ménage à retenir dans une AS ;

   N' = Effectif de ménages dans une AS ; n = Taille de l'échantillon de l'étude calculée ; N = Total des effectifs de ménages des 14 AS sélectionnées.
- Au troisième degré, 8 avenues/rues au niveau de l'aire de santé ont été sélectionnées par tirage aléatoire simple sur base d'une liste de toutes les avenues/rues de cette aire de santé choisie. L'équipe d'enquête a procédé à un relevé parcellaire identifiant les ménages éligibles. Notons que le pas de sondage a été calculé séparément selon le nombre total de ménages de chaque aire de santé sur base de la formule $I = \frac{N}{n'}$ avec N : le nombre total de ménage dans l'aire de santé et n : le nombre de ménage à enquêter dans l'aire de santé.

Si au sein d'un même ménage, il y a plusieurs personnes éligibles, une seule a été retenue par un tirage aléatoire. En cas de refus de participer à l'étude ou d'absence des members du ménage, le ménage adjacent a été retenu.

II.6. Outils et technique de collecte des données

Pour collecter les données, nous nous sommes servis de la technique d'entretien secondé par un questionnaire électronique paramétré sur l'outil ODK. Les données ont été recueillies du Lundi au Samedi, de 8h30 à 17h30 par 3 équipes constituées chacune de 2 enquêteurs et trois (3) superviseurs formés une semaine avant la collecte des données.

II.7. Analyses statistiques

Les données ont été analysées à l'aide du logiciel SPSS (Statistical Package for Social Sciences) version 24.0. Les analyses statistiques descriptives et analytiques ont été réalisées successivement. Le test de chi 2 d'indépendance a été utilisé pour tester la dépendance entre la non acceptabilité de la vaccination contre la Covid-19 et les variables indépendantes. Le seuil de signification utilisé était $p<0,05$. L'odds ratio et son intervalle de confiance à 95% ont été également calculés pour mesurer la force de l'association entre les variables aléatoires.

Par la suite, une régression logistique ascendante par la méthode de pas à pas de Wald a été faite pour ajuster les associations entre les variables dépendantes et indépendantes ou explicatives.

II.8. Critères de sélection
- *Critères d'inclusion*

Ont été inclues dans cette étude, les personnes dont l'âge a varié entre 18 ans et plus révolues au cours de la période de l'enquête ayant passé la nuit dernière dans l'un des ménages des aires de santé sélectionnées et ayant accepté de participer librement à l'étude.

- *Critères d'exclusion*

Ont été exclues de cette étude, les personnes dont l'âge n'a pas varié entre 18 ans et plus révolues au cours de la période de l'enquête et n'ayant pas passé la nuit dernière dans l'un des ménages des aires de santé sélectionnées. Les personnes qui étaient indisponibles ou qui n'ont pas donné leur consentement libre de participer à l'étude.

II.9. Variables retenues

Variable dépendante

- Non acceptabilité de la vaccination contre la Covid-19

Variables indépendantes

Les variables d'intérêt étaient : les variables sociodémographiques, les variables de connaissances sur la Covid-19, la perception de la Covid-19, la perception du vaccin contre la Covid-19 et l'influence de l'opinion sur l'acceptabilité du nouveau vaccin :

- *Variables sociodémographiques :* dans cette catégorie, 8 variables étaient retenues, il s'agit de l'âge, la religion, le sexe, le niveau d'étude, le statut dans le ménage, la résidence, l'état civil ainsi que la profession

- *Variables de connaissance :* 6 questions étaient utilisées pour mesurer le niveau de connaissances des répondants. Ces questions avaient porté sur la connaissance de la Covid-19, les sources d'informations, le type de maladie infectieuse est la COVID-19, les voies de transmission du COVID-19, les personnes à risque ainsi que les principales manifestations cliniques.

- *Perception de la Covid-19 :* 6 variables ont été retenues, il s'agit des variables portant sur la perception selon laquelle la Covid-19 est une maladie que les noirs ne peuvent pas contracter, est une maladie qui ne résiste pas à la chaleur, est une maladie des blancs, est une maladie des riches, est une invention des politiciens, est une maladie qui n'existe pas.

- *Perception du vaccin contre la Covid-19 :* 5 variables ont été retenues, il s'agit de l'opinion sur la durée idéale de la mise sur pied du vaccin contre la Covid-19, l'efficacité du vaccin, la prévention de la Covid-19 par la vaccination, la prévention des complications de la COVID-19 par la vaccination, le choix sur le vaccin contre la Covid-19.

- *Influence de l'opinion sur l'acceptabilité du nouveau vaccin :* 5 variables ont été retenues, il s'agit de l'opinion sur le type de vaccins, l'influence de la fabrication du vaccin en Afrique sur l'acceptabilité, l'influence de la recommandation du médecin sur l'acceptabilité, la perception des effets socioéconomique de la Covid-19 et la satisfaction des mesures prises par les autorités politico-administratives pour contenir la COVID – 19.

-

II.10. Considérations éthiques

Cette étude n'a eu aucun caractère contraignant (l'avis de participer à l'étude était demandé librement). Au début de chaque enquête, les enquêtés étaient informés du caractère anonyme de leurs réponses et leurs consentements étaient systématiquement recherchés. Cette étude n'a pas porté atteinte la santé ou la vie humaine.

II.11. Limites de l'étude

Faute d'insuffisance des ressources humaines, matérielles et financières, la présente étude n'a pas couvert toutes les aires de santé de la zone de santé de Kamina, elle a été menée seulement dans 14 aires de santé qui sont dans la ville de Kamina dont Congo, 82, Mère du sauveur, 52, 53, Mahendeo, Katuba I, Katuba II, Katuba III, Katuba IV, RVA, Base II, Mwitobwe et Kinkunki. En effet, notre étude étant de type transversal, elle ne prétend, en aucun cas, mettre en évidence des relations causales. En outre, la présente étude serait très pertinente si elle avait permis aussi de déterminer les conséquences de la non acceptabilité de la vaccination.

III. RESULTATS

Tableau I. Répartition de sujets selon l'acceptabilité de la vaccination contre la Covid-19

Acceptabilité	Fréquence	Pourcentage
Non	317	75,1
Oui	105	24,9
Total	**422**	**100,0**

Il ressort du tableau I que le taux de la non acceptabilité du vaccin contre la Covid-19 dans notre milieu d'étude est de 75,1%.

Tableau II. Relation entre la non acceptabilité de la vaccination et l'âge, l'état civil, le sexe

Paramètres étudiés	Acceptabilité du vaccin			
	Non	Oui		
	n=317	n=105	OR [IC95%]	P
Age				
18-49 ans	283	78	1,88 [1,63-5,06]	0,00
≥ 50	34	27		
Résidence				
Urbano rurale	188	49	1,66 [1,05-2,59]	0,02
Urbaine	129	56		
Etat civil				
Non marié	150	49	1,02 [0,660-1,598]	0,908
Marié	167	56		
Sexe				
Féminin	149	44	1,23 [0,787-1,921]	0,363
Masculin	168	61		

Une association statistiquement significative a été notée entre la non acceptabilité du vaccin contre la Covid-19 et l'âge de l'enquêté «18 à 49 ans » (OR=1,88 [1,63-5,06]) ainsi que le milieu de résidence « Urbano rurale » (OR=1,666 [1,05-2,59]).

Tableau III. Relation entre la non acceptabilité de la vaccination et la profession du chef de ménage, le niveau d'étude et la religion de l'enquêté

Paramètres étudiés	Acceptabilité du vaccin			
	Non	Oui		
	n=317	n=105	OR [IC95%]	P
Profession				
Sans profession	97	21	1,76 [1,033-3,010]	0,036
Avec profession	220	84		
Niveau d'étude				
Non instruit	96	12	3,36 [1,76-6,43]	0,00
Instruit	221	93		
Religion				
Groupe mystico religieux	21	10	0,67 [0,307-1,482]	0,324
Chrétiens (catholique, musulmane, protestante, église de réveille)	296	95		

Les résultats du tableau ci-haut montrent une association statistiquement significative entre la non acceptabilité de la vaccination contre la Covid-19 et la profession (OR=1,764 [1,033-3,010]), la non instruction (OR=3,36 [1,76-6,43]).

Tableau IV. Relation entre la non acceptabilité de la vaccination et le niveau de connaissance sur la Covid-19

Paramètres étudiés	Acceptabilité du vaccin			
	Non	Oui		
	n=317	n=105	OR [IC95%]	P
Type de maladie infectieuse est la COVID-19				
Bactérienne et ne sais pas	127	46	0,85 [0,549-1,339]	0,499
Virale	190	59		
Voie de transmission du COVID-19				
nourriture, l'eau, et ne sais pas	116	13	4,08 [2,188-7,623]	0,000
Gouttelette respiratoire et contacte e	201	92		
Niveau de connaissance				
Mauvais	235	61	2,06 [1,30-3,28]	0,00
Bon	82	44		

La lecture de ce tableau explique qu'il existe une association significative entre la non acceptabilité de la vaccination contre la Covid-19 et le fait de penser que la Covid-19 se transmet par la nourriture, l'eau (OR=4,084 [2,188-7,623]). Une association statistiquement significative a été notée entre la non acceptabilité et le mauvais niveau de connaissance (OR=2,06 [1,30-3,28]).

Tableau V. Relation entre la non acceptabilité de la vaccination et l'appartenance dans un groupe communautaire, la participation dans une discussion sur le vaccin contre la Covid-19

Paramètres étudiés	Acceptabilité du vaccin			
	Non	Oui		
Appartenance dans un groupe communautaire	n=317	n=105	OR [IC95%]	P
Non	219	61	1,61 [1,023-2,541]	0,039
Oui	98	44		
Participation dans une discussion sur le vaccin contre la Covid-19				
Non	265	70	2,54 [1,541-4,214]	0,000
Oui	52	35		

Il se dégage du tableau ci-haut que la non appartenance dans un groupe communautaire (OR=1,612 [1,023-2,541]) et la non-participation dans une discussion sur le vaccin contre la covid-19 (OR=2,548 [1,541-4,214]) étaient statistiquement associés à la non acceptabilité du vaccin contre la Covid-19.

Tableau VI. Relation entre la non acceptabilité de la vaccination et la perception de la Covid-19

Perception de la Covid-19	Acceptabilité du vaccin			
	Non	Oui		
	n=317	n=105	OR [IC95%]	P
C'est une maladie des blancs				
D'accord	194	28	4,337 [2,663-7,066]	0,000
En désaccord	123	77		
C'est une maladie des riches				
D'accord	159	19	4,555 [2,645-7,843]	0,000
En désaccord	158	86		
C'est une invention des politiciens				
D'accord	131	73	0,309 [0,193-0,495]	0,000
En désaccord	186	32		

Une association statistiquement signification a été constaté entre la non acceptabilité de la vaccination contre la Covid-19 et le fait d'avoir une perception selon laquelle la Covid-19 est une maladie des blancs (OR=4,337 [2,663-7,066]), c'est une maladie des riches (OR=4,555 [2,645-7,843]). Par ailleurs, le fait de penser que la Covid-19 c'est une invention des politiciens (OR=0,309 [0,193-0,495]) était un facteur protecteur contre la non acceptabilité de la vaccination contre la Covid-19.

Tableau VII. Relation entre la non acceptabilité de la vaccination et la disponibilité du vaccin contre la Covid-19 dans le pays, la perception sur l'efficacité du vaccin

Paramètres étudiés	Acceptabilité du vaccin			
	Non	Oui		
	n=317	n=105	OR [IC95%]	P
Disponibilité du vaccin contre la Covid-19 dans le pays				
Non	90	25	1,269 [0,761-2,115]	0,36
Oui	227	80		
Perception sur l'efficacité du vaccin				
Non	288	54	9,379 [5,462-16,105]	0,00
Oui	29	51		

Il ressort de ce tableau qu'il existe une association statistiquement significative entre la non acceptabilité du vaccin contre la Covid-19 et le fait d'avoir une perception négative sur l'efficacité du vaccin contre la Covid-19 (OR=9,379 [5,462-16,105]).

Tableau VIII. Relation entre la non acceptabilité de la vaccination et la prévention de la Covid-19 par la vaccination, la prévention des complications de la COVID-19 par la vaccination, l'opinion sur le type de vaccins

Paramètres étudiés	Acceptabilité du vaccin			
	Non	Oui		
	n=317	n=105	OR [IC95%]	P
Prévention de la Covid-19 par la vaccination				
Non	287	12	74,14 [36,48-150,67]	0,000
Oui	30	93		
Prévention des complications de la COVID-19 par la vaccination				
Non	283	6	137,33 [55,97-336,97]	0,000
Oui	34	99		
Opinion sur le type de vaccins				
Injectable	116	48	0,685 [0,438-1,071]	0,097
Oral	201	57		

Les résultats de cette étude indiquent une association statistiquement significative entre la non acceptabilité de la vaccination et la perception selon laquelle la vaccination ne peut pas prévenir la Covid-19 (OR=74,14 [36,48-150,67]) et les complications liées à la Covid-19 (OR=137,33 [55,97-336,97]).

Tableau IX. Relation entre la non acceptabilité de la vaccination et la recommandation du médecin sur l'acceptabilité, la perception des effets socio-économiques de la COVID-19 et la satisfaction des mesures prises par les autorités politico-administratives pour contenir la COVID – 19

Paramètres étudiés	Acceptabilité du vaccin			
	Non	Oui		
	n=317	n=105	OR [IC95%]	P
Recommandation du médecin sur l'acceptabilité				
Non	210	16	10,91 [6,10-19,51]	0,00
Oui	107	89		
Perception des effets socio-économiques de la COVID-19				
Non	54	7	2,87 [1,26-6,53]	0,01
Oui	263	98		
Satisfaction des mesures prises par les autorités politico-administratives pour contenir la COVID – 19				
Non	31	4	2,73 [0,94-7,94]	0,05
Oui	286	101		

Les résultats de ce tableau montrent que la non recommandation du médecin avait une influence sur la non acceptabilité du vaccin contre la Covid-19 (OR=10,91 [6,10-19,51]). Rappelons encore que la non perception des effets socioéconomiques était associée à la non acceptabilité (OR=2,87 [1,26-6,53]).

Tableau X. *Régression logistique des différents déterminants de la non acceptabilité de la vaccination*

Déterminants de l'inacceptabilité	B	ES	Wald	paj	Exp(B)	IC pour Exp(B) 95,0%	
						Inférieur	*Supérieur*
Instruction (non instruits vs instruits)	0,946	,479	3,905	0,04	2,576	1,008	6,585
Age (18 à 49 ans vs ≥ 50)	1,868	,421	19,679	0,00	6,478	2,838	14,791
Résidence (Urbano rurale vs Urbaine)	4,407	,494	79,650	0,00	82,042	31,167	215,962
Recommandation du médecin sur l'acceptabilité (Non vs Oui)	1,614	,479	11,374	0,00	5,023	1,966	12,835
Constant	-6,361	,808	62,032	0,00	,002		

Légende : B : Coefficient de régression ; ES : Erreur standard du Coefficient de régression ; Wald : test de Wald ; paj : p-value ajusté ; Exp (B) : Odds Ratio ajusté ; IC : intervalle de confiance de Exp (B).

Après ajustement par régression logistique selon la méthode de Wald, les différents déterminants de la non acceptabilité de la vaccination contre la Covid-19 étaient la non instruction de l'enquêté (ORa=2,576; [1,008-6,585] Pa=0,04) ; l'âge compris entre 18 et 49 ans (ORa=6,478 ; [2,838-14,791] Pa=0,00) ; la résidence dans un milieu urbano-rural (ORa=82,042 ; [31,167-215,962] Pa=0,00) ainsi que la non recommandation du médecin sur l'acceptabilité (ORa=5,023 ; [1,966-12,835] Pa=0,00).

IV. DISCUSSION DES RESULTATS

Bien que, le développement de vaccins contre la COVID-19 constitue un espoir pour rompre la chaine de transmission et atténuer les effets néfastes liés à cette pandémie, l'acceptabilité de ces derniers demeure un sérieux problème surtout dans les régions des pays en développement comme la ville de Kamina.

Notre étude vient de mettre en évidence que la proportion de la non acceptabilité du vaccin contre la COVID-19 dans la ville de Kamina était de 75,1%. Ce résultat s'expliquerait par les méfaits des réseaux sociaux, des médias en ligne et la propagation de la désinformation sur le vaccin contre la COVID-19. Selon Garrett L (2020), depuis les premiers cas de COVID-19, la désinformation s'est propagée dans les médias traditionnels et les médias sociaux, appelée par l'OMS une infodémie (c'est-à-dire des quantités excessives de désinformation et de rumeurs qui rendent difficile l'identification de sources d'information fiables), après avoir entendu parler de la mauvaise qualité des vaccins et des fausses informations véhiculées par les médias de masse, notamment des rumeurs sur l'extermination de la race noire par la vaccination, la population peut avoir développé une hésitation à la vaccination, ce qui peut influencer leurs décisions de se faire vacciner. Nos résultats se rapportent à la déclaration de l'OMS (2020) qui stipule qu'en RDC, l'épidémie de COVID a émergé dans un contexte compliqué pour la vaccination. La RDC est l'un des pays où les réticences à l'égard des vaccins sont les plus élevées au monde. Cela a directement pesé sur les intentions de vaccination contre la COVID comme ont pu le constater les études réalisées entre avril et décembre 2020 par l'organisation mondiale de la santé. Aujourd'hui encore, les réticences sont très répandues alors même que le cap des 100 000 morts causées par ce virus est passé dans notre pays. Selon la même source, 6 congolais sur 10 doutent encore de la gravité de la Covid-19 à cause principalement de l'absence de contaminations chez les personnes proches (familles, amis, camarades, collègues…), ce qui fait que 5 congolais sur 10 refusent d'être vaccinés contre la Covid-19 (OMS, 2020). Nos résultats sont largement supérieur à ceux rapportés dans la littérature (Taylor S et al (2020), Forum économique-Ipsos (2020). En Afrique, des nombreuses études ont montré que la fréquence de la non acceptabilité est très élevé que dans les pays européens et américains (Kristyn Frank et Rubab Arim (2020), Rahul Shekhar et al., 2020).. Selon les enquêtes conduites en ligne par Verger P et al (2020), le taux de la non acceptabilité du vaccin contre la Covid-19 en Afrique était de 72,4%.

Une association statistiquement significative a été notée entre la non acceptabilité du vaccin contre la COVID-19 et l'âge de l'enquête compris entre 18 et 49 ans. (OR=1,88 [1,63-5,06]). D'après Robinson E (2020), il existe un schéma cohérent lié aux différences sociodémographiques et aux intentions de vaccination. Les personnes de plus de 55 ou 65 ans restent les plus réceptives, tandis que le fait d'être plus jeune est associé à une moindre probabilité d'accepter à se faire vacciner (p<0,05).

Une association statistiquement significative a été notée entre la non acceptabilité du vaccin contre la Covid-19 et le milieu de résidence « Urbano rurale » (OR=1,666 [1,05-2,59]). Le phénomène observé s'expliquerait par le faible accès à l'information adéquate dans les milieux urbano-ruraux et par la présence abondante des tradipraticiens et des groupes mystico religieux (sectes) interdisant la vaccination dans l'ensemble. D'après Mwelwa C. (2015), le refus et l'hésitation à la vaccination dans les milieux ruraux sont souvent influencés par les convictions religieuses. Les résultats rapportés par Robinson E (2020) ont indiqués que les personnes appartenant à une minorité ethnique ou les personnes vivant dans des zones urbano-rurales sont moins susceptibles d'avoir l'intention de se faire vacciner (p<0,05).

Les résultats de cette étude montrent une association statistiquement significative entre la non acceptabilité et la non instruction (OR=3,36 [1,76-6,43]). L'association entre l'alphabétisme et l'acceptabilité du vaccin pourrait s'expliquer par le fait que l'alphabétisme permet une facilité de lecture et une compréhension des messages de sensibilisation. L'alphabétisme était associé à la vaccination contre la COVID-19 au Ghana, au Burkina Faso, en Côte d'Ivoire, et en Guinée. En effet, les sujets analphabètes avaient un risque élevé de refuser le vaccin comparés aux instruits (Edwards AE., 2019). Michael Daly (2019) a également trouvé une association significative entre la non instruction et la non acceptabilité du vaccin contre la COVID-19 (OR=3,8 IC à 95%= [2,71-7,43]).

Les sujets qui ont une mauvaise connaissance sur la COVID-19 ont une grande probabilité de refuser le vaccin (OR=2,06 [1,30-3,28]) comparativement à ceux qui ont une bonne connaissance. Ce résultat s'expliquerait par le fait qu'une personne qui a une bonne connaissance sur la covid-19 est supposée de connaitre les méfaits et/ou les conséquences de cette infection ainsi que les avantages qu'elle peut tirer de la vaccination d'où il est probable que cette personne puisse accepter facilement les vaccins. Nos résultats sont similaires à ceux de Hrynick T et al (2020) qui stipule que l'exposition à l'information erronée et donc le manque de connaissance sur la maladie à COVID-19 pouvait entraîner une baisse de l'intention déclarée de se faire vacciner contre la COVID-19, même chez les personnes ayant déjà déclaré leur intention de se faire vacciner. Selon Royal Society T (2020), les programmes de vaccination contre la COVID-19 se déploient dans le contexte d'une infodémie sans précédent, avec des informations erronées qui comblent souvent le vide des connaissances, entraînant ainsi une méfiance à l'égard de la science (Royal Society T., 2020). D'après les résultats trouvés par Mohammed K. Al-Hanawi ; l'acceptation à la vaccination était significativement associée à la connaissance d'une personne sur la Covid-19. De même, Omer SB, Betsch C, Leask J. Mandater (2019) ont relevé qu'une association statistiquement significative entre l'acceptation à la vaccination et le niveau de connaissance sur la Covid-19.

Il se dégage de cette étude que la non appartenance dans un groupe communautaire (OR=1,612 [1,023-2,541]) était statistiquement associé à la non acceptabilité du vaccin contre la Covid-19. Cette association s'expliquerait par le fait que dans les groupes communautaires, il y a toujours eu des débats et des discussions sur les sujets d'actualités notamment la vaccination contre la Covid-19. Au cours de ces débats, il peut se faire qu'on invite des experts en la matière (vaccination) pouvant diffuser des messages sur les avantages des vaccins contre la Covid-19. Nos résultats sont similaires à ceux trouvés par Fisher KA, Bloomstone SJ, Walder J et al. (2020) aux USA qui avaient trouvés aussi que l'acceptation à la vaccination était significativement associés à la participation à des conférents débats traitant sur l'infection à Covid-19 (OR=7 [3,20-15,89] ; p=0,00).

CONCLUSION ET SUGGESTIONS

A l'issu de cette étude transversale analytique, les résultats suivant ont été retenus : La proportion de non acceptabilité du vaccin contre la COVID-19 dans la ville de Kamina est de 75,1%. Les différents déterminants de la non acceptabilité de la vaccination contre la COVID-19 étaient la non instruction de l'enquêté (ORa=2,576; [1,008-6,585] Pa=0,04) ; l'âge compris entre 18 et 49 ans (ORa=6,478 ; [2,838-14,791] Pa=0,00) ; la résidence dans un milieu urbano-rural (ORa=82,042 ; [31,167-215,962] Pa=0,00) ainsi que la non recommandation du médecin sur l'acceptabilité (ORa=5,023 ; [1,966-12,835] Pa=0,00).

Au regard de tout ce qui précède, les recommandations ci-dessous ont été formulées:
:

- *Aux autorités politico-administratives*
  - D'organiser plusieurs sondage sur le type de vaccin que la population aime en fin de le rendre disponible.
- *Aux autorités sanitaires :*
  - De donner les informations claires sur le vaccin contre la covid-19 à la population ;
  - D'organiser plusieurs campagnes de sensibilisation de la population concernant la vaccination ;
  - D'organiser les conférences-débats sur l'infection à Covid-19 et de créer des groupes communautaires.

- *A la population :*
  - D'accepter le vaccin contre la covid-19 pour diminuer la propagation de la maladie à corona virus.

RÉFÉRENCES

.Verger P, Scronias D, Dauby N, Adedzi KA, Gobert C, Bergeat M, et al. (2021). Attitudes of healthcareworkers towards COVID-19 vaccination: a survey in Africa and French-speaking parts of Belgiumand. Africa surveillance : bulletin Africa sur les maladies transmissibles =Africa communicable disease bulletin [Internet]. 26(3):1–8. Available from:http://dx.doi.org/10.2807/1560-7917.ES.2021.26.3.2002047

Attwell K, Lake J, Sneddon J, Gerrans P, Blyth C, Lee J. (2021). Converting the maybes: Crucial for asuccessful COVID-19 vaccination strategy. PLoS ONE [Internet]. 16(1 January):4–11.Available from: http://dx.doi.org/10.1371/journal.pone.0245907

Bedi R (2020). Le ministère de la Santé détecte cinq «générations» de cas de COVID-19 liés au cluster tabligh. L'étoile [Internet]. [cité le 7 avril 2020]. Disponible sur: https://www.thestar.com.my/news/nation/2020/03/27/health - Ministry - Detects - Five -039generations039-of-covid-19-cases-linked-to-tabligh-cluster

Benefits of immunization (2020). Canadian immunization guide. Ottawa: Government of Canada ; Accessible ici : www.canada.ca/en/public-health/services/publications/healthy-living/canadian-immunization-guide-part-1-key-immunization-information/page-3-benefits-immunization.html (consulté le 21 juin 2021). [Google Scholar]

Bill & Melinda Gates Foundation (2020). The Goalkeepers Report 2018. https://www.gatesfoundation.org/goalkeepers/report. Page consulté le 16/08/2020.

Dourado E. (2020). Accelerating Availability of Vaccine Candidates for COVID-19. SSRN ElectronicJournal. 2020;1–5.

Drugs (2020). Ottawa: Government of Canada; modified 2020 Oct. 12. Accessible ici : www.canada.ca/en/health-canada/services/drugs-health-products/covid19-industry/drugs-vaccines-treatments/about.html (consulté le 02 Septembre 2021). [Google Scholar]

Edwards AE (2019). Maternal barriers to childhood vaccinations in Tanzania : an examination of the demographic and health survey (master's thesis). Extrait de http://scholarworks.gsu.edu/iph_theses/

Fisher KA, Bloomstone SJ, Walder J (2020). Attitudes à l'égard d'un vaccin potentiel contre le SRAS CoV-2: une enquête auprès d'adultes américains. Ann Intern Med. 3 septembre 2020. [Publication électronique avant impression]. doi: 10.7326 / M20-3569 [article gratuit PMC] [PubMed]

Frank K, Arim R (2020). Canadians' willingness to get a COVID-19 vaccine when one becomes available:What role does trust play ;(45280001):1–6. Available from: www.statcan.gc.ca

Garrett L (2020). COVID-19 le médium est le message. *Lancette.* ; 395 (janvier) : 1–3. doi:10.1016/S0140-6736(20)30600-0 [Article PMC_____gratuit] [PubMed] [CrossRef] [Google Scholar]

Hrynick T, Ripoll S, Schmidt-Sane M (2020). Rapid Review: Vaccine Hesitancy and Building Confidencein COVID-19 Vaccination - Social Science in Humanitarian Action   Platform   ;   Available from:https://www.socialscienceinaction.org/resources/rapid-review-vaccine-hesitancy-and-building-confidence-in-covid-19-vaccination/

James Gallagher (2020). Vérités sur l'existence d'un remède Covid-19. BBC

Jiao J, Tang X, Li H, Chen J, Xiao Y, Li A. et al. (2010). Survey of knowledge of villagers in prevention and control of SARS in Hainan Province. China Tropical Medicine ;5:703–5. [Google Scholar]

Kristyn Frank et Rubab Arim (2020). La volonté des Canadiens de se faire vacciner contre la COVID-19 : Différences entre les groupes et raisons de l'hésitation à se faire vacciner

M. Detoc et Mannik (2020). Facteurs associés à l'intention de se faire vacciner contre les infections à SARS-CoV-2 chez les professionnels de santé : et si la profession comptait. 10.1016/j.medmal.2020.06.196. 50(6): S96–S97.

MacDonald NE, Eskola J, Liang X, Chaudhuri M, Dube E, Gellin B, et al. (2015). Vaccine hesitancy:Definition, scope and determinants. Vaccine. 33(34):4161–4.

Mervy EV, Yele B, Aubain LL, Lombe K, Melat A (2022). Acceptation des vaccins COVID-19 en République du Congo : de l'intention à l'action. Enquête conduite par la Banque

Mondiale. Disponible sur : https://blogs.worldbank.org/fr/africacan/acceptation-des-vaccins-covid-19-en-republique-du-congo-de-lintention-laction

Michael Daly (2019). Estimations internationales de l'intention d'adhésion et du refus de vaccins contre la COVID-19 vaccines. John Hume Building, Maynooth University, Maynooth, Ireland.

MINISANTE/Malaisie (2020). La Malaisie confirme les premiers cas d'infection à coronavirus. Reuters [Internet]. Disponible sur: https://www.reuters.com/article/c hina-health-malaysia / malaysia-confirme-first-casesof-coronavirus-infection-idUSL4N29U03A

Mohammed K. Al-Hanawi (2020). Knowledge, Attitude and Practice Toward COVID-19 Among the Public in the Kingdom of Saudi Arabia: A Cross-Sectional Study. (frontiersin)https://doi.org/10.3389/fpubh.2020.00217

Nsonga Kadiata (2020). Facteurs associés à l'acceptabilité de la vaccination contre la Covid-19 dans la zone de santé de Kamina.

Omer SB, Betsch C, Leask J. Mandater (2019). La vaccination avec prudence. La nature. 2019; 571: 469-72. [PMID: 31332351] doi: 10.1038 / d41586-019-02232-0 [PubMed].

OMS (2021). Organisation mondiale de la santé. Rapports de situation sur la maladie à coronavirus (COVID-19). https://www.who.int/emergencies/diseases/novel-coronavirus-2019/situation-reports.

OMS (2021). L'outb reak 2019-nCoV est une urgence de préoccupation internationale. http://www.euro.who.int/en/healthtopics/emergencies/pages/news/ne ws/2020/01/2019-ncov-outbreak-is-an-emergencyof-international-concern (accès le 04.07.2022)

OMS (2022). L'Afrique doit multiplier par six le taux de vaccination contre la COVID-19. Page consultée le 05/01/2023 à 11h47'. Disponible sur : https://www.un.org/africarenewal/fr/magazine/f%C3%A9vrier-2022/l%E2%80%99afrique-doit-multiplier-par-six-le-taux-de-vaccination-contre-la-covid-19.

Rahul Shekhar et al. (2020). Acceptation du vaccin contre la COVID-19 parmi les travailleurs de la santé aux États-Unis

Robinson E, Jones A, Lesser I, Daly M. (2020). International estimates of intended uptake and refusal ofCOVID-19 vaccines: A rapid systematic review and meta-analysis of large nationallyrepresentative samples. medRxiv.

Roozenbeek, J., Schneider, C. R., Dryhurst, S., Kerr, J., Freeman, A. L. J., Recchia, G., van der Bles, A. M., & vander Linden, S. (n.d.) (2019). Susceptibility to misinformation about COVID-19 around the world. Royal SocietyOpen Science, 7(10). https://doi.org/10.1098/rsos.201199

SUR GRIN VOS CONNAISSANCES SE FONT PAYER

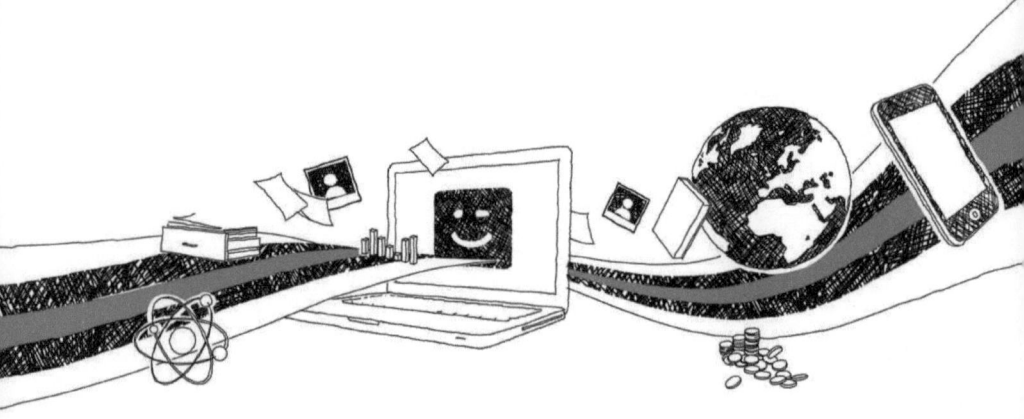

- Nous publions vos devoirs
  et votre thèse de bachelor et master

- Votre propre eBook et livre –
  dans tous les magasins principaux du monde

- Gagnez sur chaque vente

Téléchargez maintentant sur www.GRIN.com
et publiez gratuitement

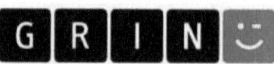